Atkins Dieta

Perder peso e se sentir bem
Contém dicas e receitas

By Arnold Yates

Índice

introdução

Quero agradecer-lhe e felicitá-lo para fazer o download do livro, *"Atkins Diet: A maneira de sucesso para perder peso"*.

Em algum ponto em seus esforços para perder peso, você pode duvidar se você está no caminho certo com o seu programa de dieta devido a várias razões. A enxurrada de informações sobre dieta é esmagadora, ou as visões conflitantes de especialistas em alimentos para o melhor programa de dieta deixá-lo confuso, eo medo se o seu plano de dieta é medicamente som ou ponha em perigo sua saúde.

Ir em uma dieta varia com indivíduos e depender do que você quer alcançar e pode seguir fielmente. Não se pode simplesmente aceitar uma declaração cobertor para perder peso e ficar saudável comendo menos e ser ativo no ginásio. Você pode estar atualmente em um programa de perda de peso e fazer alguns exercícios e ainda não encontrar satisfação na taxa em que você está perdendo peso.

Mas, agora você pode pôr de lado essas incertezas, ser bem sucedido em perder aqueles de peso indesejado e se sentir bem sobre si mesmo através da dieta Atkins. A dieta de Atkins, em resumo, é um programa de dieta que é fácil de seguir e respeitar, sem perder a sua propensão para a comida. E você não precisa se preocupar em ganhar de volta aqueles excesso de gordura depois do programa para o fim do programa de dieta de Atkins é a manutenção da vida do peso desejado.

Os últimos anos viram a crescente popularidade da dieta de Atkins depois de algumas celebridades tido sucesso nessa abordagem nutricional. O uso da dieta Atkins continua a subir, agora com um público de cerca de um décimo da população adulta. Muitos dieters usando a alegação de plano de dieta de Atkins perderam cerca de 18 libras dentro de seis meses, sem o risco de problemas cardíacos. A popularidade deste plano de dieta está em sua ênfase na redução do consumo de carboidratos sem ficar com fome.

Este livro irá levá-lo a uma compreensão da dieta de Atkins e mostrar os benefícios derivados da sua utilização.

Obrigado mais uma vez para fazer o download deste livro. Espero que você goste!

Capítulo 1 - Entrando no Atkins Diet

Um dieters razão encontrar a dieta de Atkins atraente é a sua flexibilidade em combinar as suas necessidades nutricionais específicas. Incorporando as experiências dos seguidores, um outro livro sobre a dieta de Atkins saiu em 2002. O livro, da mesma forma, ajustou as partes do plano de dieta de Atkins, mas não o conceito principal. Desde a publicação deste livro, mais estudos feitos sobre a dieta de Atkins chegou a conclusões semelhantes sobre a eficácia do programa na melhoria das preocupações médicas e nutricionais.

As Bases principais do Programa Atkins Diet

Você pode ver as características promissoras do programa de dieta Atkins em seus princípios fundamentais baseadas em pesquisa científica:

Perda de peso. Os defensores da dieta reivindicação Atkins para perder peso dentro de três a seis meses do programa. Outros afirmam a eficácia para durar um ano, e mais tempo ainda. Isto está de acordo com a finalidade da dieta de Atkins de um hábito de comer vida que mantém o peso desejado.

sustento de peso. Aqueles que tentam um baixo teor de gordura e dieta de baixa caloria tendem a deixar o programa mais cedo devido à fome ou incapacidade de eliminar os desejos. Você pode durar, com um programa de baixo teor de gordura para um curto prazo, mas aderir a este programa por um longo período pode vir a ser um calvário. Os Atkins promoções de plano de dieta com esta preocupação como hábito alimentar não é restrita, desde que mantenha os carboidratos de baixo. a adesão continuou com o programa permite-lhe encontrar o seu tolerância a carboidratos e mantém-se satisfeito com a sua ingestão de alimentos.

Melhoria da saúde e bem-estar. Com sua exigência nutricional combinado com o plano de dieta Atkins, você se sente menos fadiga devido à estabilização do seu nível de açúcar. Você vai observar uma melhoria em sua saúde, mesmo na fase inicial do programa, o que faz você se sentir bem.

Prevenção dos fatores de risco à saúde. Estudos sobre a dieta de Atkins provar que é eficaz em melhorar a doenças crônicas, como doenças cardíacas, diabetes e hipertensão. Esta eficácia é devida a uma redução do nível de produção de insulina no sistema do corpo.

Os ganhos provenientes da dieta de Atkins

Controvérsias sempre acompanham a introdução de novas ideias, e a dieta de Atkins não é excepção. A controvérsia sobre a dieta de Atkins vem de seu baixo teor de carboidratos, gordura e proteína da dieta que era o consumo popular na época. No entanto, estudos recentes sobre a dieta de Atkins mostrar ambos os benefícios nutricionais e medicinais.

1. Redução automática no apetite. É natural que um em um programa de perda de peso para sentir fome, e isso não deve preocupar você. Na dieta de Atkins, você experimentar o desconforto de fome durante a fase de indução onde o sistema é propositadamente aclimatado à ideia de queimar ácidos graxos para aumentar o seu nível de energia, um processo conhecido como cetogênese.

2. dieta de Atkins perde mais peso rapidamente. Uma razão para a rápida perda de peso que é o nível mais baixo de insulina provoca o rim para verter o excesso de água a partir do corpo, o que ocorre durante as duas primeiras semanas do programa.

3. A perda de gordura acontece pela primeira vez no abdômen. As gorduras subcutâneas residem sob a pele abdominal, e as gorduras viscerais são profundas no torso. Ambos são riscos para a saúde, quando em excesso, e especialmente para a gordura visceral, é mortal. Estudos mostram que os baixos hidratos de carbono reduzir o efeito prejudicial de gordura abdominal.

4. Aumento do nível de colesterol bom ea redução do risco de doença cardíaca. O colesterol pode ser ou "boa", conhecida como a lipoproteína de alta densidade (HDL) ou "mau", conhecida como a lipoproteína de baixa densidade (LDL). Ambos HDL e LDL função de transportar o colesterol no sangue. LDL leva o colesterol do fígado, enquanto leva HDL colesterol a partir do corpo para o fígado para a reutilização e a excreção. Na dieta de Atkins, HDL aumenta devido ao consumo de gordura, reduzindo assim o risco para a doença cardíaca.

5. grande melhoria na condição das pessoas com tipo 2 diabetes. Os hidratos de carbono se decompõem em açúcar e elevar os níveis de açúcar no sangue, que por sua vez aumenta o nível de insulina. Para as pessoas que são resistentes à insulina, um açúcar elevado no sangue torna-se um grande problema e leva ao diabetes do tipo 2. A dieta de Atkins impede o aumento do nível de açúcar devido à dieta de baixo carboidrato, evitando 2 diabetes do tipo.

6. baixos hidratos de carbono reduz a hipertensão. A hipertensão é um fator de risco para a doença cardíaca, insuficiência renal e acidente vascular cerebral. Um baixo consumo de carboidratos reduz a pressão arterial, e, por extensão, reduz os fatores de risco para doenças crônicas.

7. eficaz no tratamento do síndroma metabólico. metabólico

síndrome é um conjunto de sintomas de médica:

• Pressão alta
• A obesidade abdominal
• Baixos níveis de HDL
• triglicerídeos altos
• níveis elevados de açúcar no sangue
O baixo consumo de carboidrato reverte essa síndrome metabólica e melhora a condição médica do coração e diabetes tipo 2.

8. dieta pobre em carboidratos serve como uma terapia para distúrbios cerebrais. A alegação de que o açúcar é necessário para o cérebro é verdade. Há partes do cérebro que queimam glicose. Sem hidratos de carbono, o fígado produz a glicose, que depois envia para o cérebro. Além disso, uma grande parte do cérebro também queima cetonas (substâncias que quebram as gorduras para a energia) formados a partir da baixa ingestão de carboidratos. Este processo de cetonas queima ajuda a prevenir ataques cerebrais, como convulsões epilépticas.

9. benefícios médicos para além da perda de peso. Algumas das preocupações médicas afetadas positivamente pela dieta Atkins são:

• Alívio de refluxo ácido
• Acne
• Dores de cabeça
• Câncer
• síndrome do ovário policístico (SOP), uma doença endócrina comum em mulheres em idade reprodutiva
• Demência
• A narcolepsia ou sonolência diurnal

Estes distúrbios médicos são, devido ao seu elevado teor calórico dos alimentos consumidos por pessoas. Restringir o consumo de carboidratos, portanto, ajuda a melhorar a sua saúde. O conceito da dieta de Atkins da dieta de baixo carboidrato e tempo de vida bom hábito de comer resolver o problema da obesidade. Mas, agora parece que a dieta Atkins pode ter benefícios muito além da perda de peso.

Capítulo 2 - Diferentes Fases da dieta de Atkins explicou

O programa de dieta de Atkins segue um plano de quatro fases, onde dieters deve passar de uma fase para a outra. O objetivo das fases é permitir que o seu sistema para ajustar gradualmente para o objetivo da vida de manutenção de peso através de um bom hábito de comer.

Como mencionado, o plano é flexível e atenda às suas necessidades nutricionais específicas. Essas fases são a indução, a perda permanente do peso (OWL), pré-manutenção, ea manutenção da vida.

Fase 1 – Indução

Você vai encontrar a fase de indução a mais restritiva de todas as fases como as chamadas de dieta para uma redução súbita de sua ingestão de carboidratos. Poderá detectar uma certa quantidade de perda de peso nesta fase, mas esta não é a verdadeira razão para a fase de indução. A razão é para permitir que o sistema para se acostumar com uma mudança em sua química do corpo, tornando-o mais sensível à queima dos ácidos graxos para uso como energia.

Mas, uma acostumados a uma dieta rica em carboidratos pode encontrar a queda brusca muito desconfortável. Quando você sente as dores da fome, você precisa voltar ao seu objetivo de perder peso para mantê-lo com o programa. Ansioso para o sucesso no final do seu programa de ajuda a mantê-lo motivado.

A fase de indução tem a duração de duas semanas, mas você pode continuar com a fase de indução, se você precisa perder muito peso. Se o seu objectivo para a adesão ao programa é mudar os hábitos alimentares, uma elevada ingestão de calorias é recomendada para prevenir a perda de peso.

Você pode esperar o seguinte na fase de indução:

- Limitada consumo diário de carboidratos (20 gramas de carboidratos líquidos) para um mínimo de duas semanas. Determinar os carboidratos líquidos, deduzindo o número de gramas de fibra a partir das gramas de carboidratos.
- Gostam de comer alimentos que combinam proteínas e gordura, como aves, ovos, peixe, carne de cordeiro, carne bovina e carne de porco. No entanto, limitar o seu consumo de queijos como estes contêm carboidratos.
- Comer uma alimentação equilibrada com gorduras naturais, tais como gorduras saturadas, poliinsaturados e gorduras monoinsaturadas, excepto gorduras hidrogenadas.
- A inclusão de vegetais de folhas sem amido em sua dieta.
- Após um regime de oito copos de água por dia.

Sucesso na Fase 1 do programa é um sinal para que você possa passar para a fase 2. É aconselhável não ficar muito tempo na Fase 1, ou você pode se cansar com a monotonia do menu. O perigo neste momento é acreditar que tudo é direito de comer alguma coisa, como você pode perder peso novamente repetindo Fase 1.

Fase 2 - perda de peso em curso (OWL)

O objectivo para OWL é encontrar a sua tolerância a carboidratos, o que irá dizer-lhe quantos carboidratos pode consumir e ainda continuam a perder peso. Nesta fase, você lentamente reintroduzir alimentos de carboidratos em sua dieta, explorando o alimento que você pode comer eo que não comer.

Na Fase 2, a sua taxa de perda de peso diminui. Você pode aumentar sua ingestão de carboidratos a partir de 20 gramas a 25 gramas, o aumento da ingestão de 5 gramas para cada semana da Fase 2. Ao observar o seu progresso na perda de peso, que deve ser de uma a duas libras por semana, você pode dizer ao seu carboidratos pessoal equilibrar. Este nível de equilíbrio de entre 30 a 80 gramas por dia ou mais, dependendo da sua idade, sexo, o status de hormônios, e nível de atividade.

Em OWL, você pode começar a comer alimentos ricos em nutrientes, como frutas e vegetais sem amido. Você também pode começar a desfrutar queijos de pasta mole, como queijo cottage. Uma maneira recomendada é a introdução de um novo alimento de um grupo e observar se a comida faz você ganhar ou perder peso. Se você sentir a comida está causando problemas, defini-lo de lado e substituí-la por outra do mesmo grupo ou reintroduzi-lo numa fase posterior.

Fase 2 dura até você atingir pelo menos 10 libras de seu peso desejado.

Fase 3 - Pré-Manutenção.

Você está se aproximando de seu objetivo de peso com 10 libras para se derramar. A fase de pré-manutenção recomenda uma redução gradual do peso restante de seu objetivo de peso.
Na fase de pré-manutenção, você adicionar 10 gramas de carboidratos líquidos à sua dieta diária. Adicionar alimentos à

sua dieta, tais como lentilhas e outras leguminosas, frutas (exceto bagas), vegetais ricos em amido e grãos integrais. É nesta fase que você encontrar o seu nível de tolerância de carboidratos. O nível de tolerância a carboidratos é o ponto onde você não ganhar ou perder peso. Quando você chegar a este ponto, isso sinaliza sua última fase do programa.

Se você perceber que você não é mais a perder peso, você reduzir a sua ingestão de carboidratos por 10 gramas, evitar adoçantes artificiais, beber 8 copos de água por dia, e contar e registrar sua ingestão calórica.

Fase 4 - manutenção da vida.

Como mencionado anteriormente, a manutenção da vida é o propósito fundamental da dieta de Atkins. É na fase 4 que você começar a sua manutenção da vida com diárias de 40 a 120 gramas de carboidratos líquidos. A gama de carboidratos líquidos leva em consideração o seu metabolismo, sexo, idade, e sua atividade. Suplementar a dieta de Atkins com o exercício regular irá ajudá-lo a adquirir um nível de tolerância carboidrato.

Seguindo o plano de dieta de Atkins como prescrito você terá sucesso em sua meta de peso e se sentir bem sobre o seu progresso. Tome nota, no entanto, que a dieta de Atkins é sobre a manutenção do peso da vida e deve ser sempre em sua mente para que você possa ficar com uma dieta equilibrada.

Capítulo 3 - Manutenção Peso da dieta de Atkins

O que distingue a dieta de Atkins é sua ênfase sobre o que comida para comer enquanto o outro programas de dieta colocam a importância sobre o que não comer. No plano de dieta de Atkins, você não precisa se sentir fome, enquanto no programa, e você pode comer tanto quanto você quiser durante o tempo que o teor de carboidratos é baixa, tal como recomendado em cada fase.

fase de indução.

Você pode comer quase nada, mas limitar a ingestão de carboidratos para 20-25 gramas. Você pode comer legumes fundação (sem vegetais ricos em amido), proteínas, gorduras saudáveis, e a maioria dos queijos. Você pode incluir nozes e sementes em sua dieta.

- Shellfish são bons, mas eles contêm carboidratos, portanto, limitar o seu consumo de marisco a 4 onças por dia.

- carne não transformados: carne de vaca, carne de porco, vitela, carne de veado, presunto e bacon. Presunto e bacon pode conter açúcar, por isso escolha as que não são curados. Você pode optar para o bacon sem nitrato.

- Os ovos são altamente nutritivos e um alimento básico, especialmente para o pequeno almoço. Seja criativo na preparação de ovos para evitar a monotonia.

- Para gorduras e óleos, começar aqueles provenientes de vegetais. Óleos ricos em ácidos graxos ômega-3 também são aceitáveis. Óleos não têm carboidratos, mas limitar a porção de uma colher de sopa. Tenha cuidado para que os óleos não alcançam temperatura muito alta quando cozinhar.

- chá e café com cafeína são aceitáveis, Pare de usar a cafeína se você sentir que você está experimentando desejos. Se você é um viciado em cafeína, é recomendado que você quebrar o hábito antes de entrar em um programa de dieta.

- queijo contém hidratos de carbono de modo limitar a ingestão de queijo para 3-4 onças por dia ou um tamanho equivalente a um "cubo por dia.

Fase 2 ou a perda de peso em curso.

O objetivo desta fase é para prosseguir com o impulso iniciado na Fase 1 até encontrar o seu tolerância a carboidratos pessoal. As listas de alimentos apresentados a seguir são sugestões que você pode misturar de acordo com sua preferência. Você vai apreciar a sua comida nesta fase com a adição de uma ampla gama de alimentos e bebidas. Você vai se sentir ainda mais leve com o programa agora que você pode visitar as lojas de conveniência para o seu alimento favorito.

- Produtos lácteos, como iogurte (simples e sem açúcar), o leite sem açúcar, queijo mozzarella, queijo cottage, ricota e creme de leite

- A maioria das nozes e sementes como macadâmia, amendoim, castanha do Brasil, para citar alguns dos seus favoritos

- Frutas frescas como amoras, framboesas, cranberries, morangos, melões em cubos, melada em cubos, mirtilos

- O suco de limão, limão e suco de tomate são recomendados.

- enlatados ou cozidos leguminosas como lentilhas, feijão,

feijão, feijão, feijão preto, e grão de bico

- alimentos de conveniência são aceitáveis, desde que você está ciente do tamanho da dose e carboidratos líquidos.

fase de pré-manutenção

Nesta fase, mais hidratos de carbono são adicionados a sua dieta, permitindo 50 - 70 carboidratos líquidos por dia. Maior variedade de alimentos também é adicionado à dieta. O objectivo desta fase é para você para ajustar sua dieta, prepará-lo para a manutenção da vida do seu peso. Esta fase tem a duração de um mês ou até atingir sua meta de peso desejado.

- vegetais ricos em amido são aceitáveis nesta fase: abóbora (cozida ou purê), cortada cenouras, batatas cozidas ou purê, batata doce, ervilhas, nabo, e de milho.

- Legumes: feijão preto, feijão, lentilhas, grão de bico, feijão e outros

- Desfrute de uma gama mais ampla de suas frutas favoritas: maçãs,pequenas bananas, uva, goiaba, kiwi, manga, uvas passas, pêssego, ameixa médio, datas frescos, pêra médio, damasco médio e abacaxi fresco

- Grãos também são aceitáveis nesta fase: farinha de aveia, arroz integral, farelo de trigo, quinoa, pão de trigo integral, grãos e cevada cozida.

fase de manutenção da vida

Neste ponto, você tem alcançado seu objetivo de peso e pronto para virar a sua dieta em um hábito de vida. Sendo usado agora para uma dieta com um saldo de carboidratos determinada na fase pre¬maintenance, você pode simplesmente continuar com esse equilíbrio ou logo abaixo.

O seu consumo de alimentos na dieta de manutenção de vida é o mesmo que na fase de pré-manutenção. A diferença é as modificações que você introduzir e agora você pode esperar o seguinte:

- *Aproveite as boas gorduras naturais.* Tudo o que você precisa se lembrar não é para comer além do seu equilíbrio de carboidratos. Você pode adicionar manteiga ou azeite para os legumes, queijo azul para saladas, e chantilly ou iogurte de leite integral de frutas como bagas.

- *Aproveite a vida.* Desde a dieta Atkins agora é uma segunda natureza para você, você não precisa se preocupar muito com isso. Você pode ter que alterar o seu equilíbrio de carboidratos, dependendo das atividades que você se envolver em, seu trabalho, e sua saúde. Com o know-how que você adquiriu com o programa de dieta de Atkins, você tem as ferramentas para controlar seu peso e não se preocupam com lapsos ocasionais.

A dieta de Atkins é mais sobre a formação do seu sistema no hábito de consumo de alimentos saudáveis. O corpo é construído para se mover. Os tempos atuais para fazer uma vida sedentária que afeta a saúde e físico do homem. A dieta de Atkins torna possível para que você possa desfrutar de comida saudável e entrar em atividades, em última instância, fazer você se sentir bem com a vida.

Capítulo 4 - 7 Dias Atkins Diet Plano de refeições

A dieta de Atkins não tem restrições refeição, exceto para limitar a ingestão de carboidratos. Enquanto você pode comer o que quiser, que ajuda a ter uma estrutura para a sua refeição; Isso evita que você pensar do que comida para preparar em uma base dia-a-dia. Basta lembrar de beber 8 copos de água por dia. O plano de refeições apresentadas nesta secção são para aqueles que gostam de comer.

Dia 1

Café da manhã

> 3 ovos mexidos com creme
>
> 4 a 6 tiras de bacon ou café chá com creme

Almoço

> salada de frango 6 oz de frango grelhado
>
> 1 colheres de sopa de queijo Romano
>
> 2 copos de salada verde
>
> 2 colheres de sopa de molho Ranch 1 ovo
>
> cozido picado

Jantar   filetes de peixe frito, mergulhados em ovos, revestidos em proteína de soro de leite e uso de óleo vegetal

> 1 xícara de salada verde
>
> V4 tomate, de tamanho médio

1 cebola roxa em fatias finas

Dia 2
Café da manhãt

2 porções de cereais

1 creme colheres de sopa

4 linguiça

rissóis Decaf

café

Almoço

1 copos de salada (presunto, ovo cozido, bacon crumbles, 2 onças de queijo)
2-3 colheres de sopa caseira molho Thousand Island
Refrigerante diet

Jantar

bife grelhado com manteiga de alho, 2 cebolas em fatias finas, e um meio de cogumelos copo

salada verde

V2 copo com bacon esfarelado romano queijo

1 colher de sopa

1 colher de sopa de vestir (a sua escolha)

1 xícara de aspargos

Dia 3

Café da manhã   jambon et fromage (2 onces) omelete

1 torrado muffin de

1 colher de sopa de manteiga

chá quente, com limão e açúcar substituto

Almoço

asas de galinha cozidos com queijo azul vestir
Alguns ovos cozidos
1 xícara de salada de repolho
10 - 20 azeitonas
Refrigerante diet

Jantar

8 onças bife
2 xícaras de salada de alface misturada com tomates, pepinos,
2 onças de queijo, e bacon crumbles
2 colheres de sopa caseira molho Thousand Island

1 xícara de caldo de carne, polvilhe ovos mexidos, cebolinha para decorar

Dia 4
Café da manhã

3 ovos cozidos picados levemente, misture com 1 colher de chá de ervas frescas, 1 colher de chá de manteiga e 1 colher de chá de crème

4 salsicha

5 café descafeinado ou chá

Almoço

presunto e queijo sanduíche de adicionar alface e tomate

Mostarda ou maionese Dieta refrigerante

Jantar

6 onças de filé de peixe assado com manteiga, ervas e especiarias

2 xícaras de salada de alface misturada com tomates, rabanetes, e pepinos

2 colheres de sopa de caseiro molho Thousand Island brócolos

1 cup e couve-flor, cozidos e misturados

Chá com limão e açúcar substituto

Dia 5
Café da manhã   1 torrado muffin de 1 colher de sopa de manteiga

Almoço

salada de frango misturado com bacon crumbles, aipo picado, cebola verde e especiarias

2 milanesa nuvem

Torresmo, 1/2 xícara de salsa caseiro

Refrigerante diet

Jantar

6 onças de carne de porco assada, cortada

2 xícaras de salada de alface misturado com tomates, pepinos, rabanetes, e cebolas verdes

2 colheres de sopa de caseiro molho Thousand Island

Chá com limão e açúcar substituto

Dia 6
Café da manhã 2 - 4 mini muffins 2 ovos cozidos café descafeinado ou chá

Almoço

8 onças carne grelhada bife, em fatias finas 1 xícara de salada verde

1 cebola vermelha, em fatias finas

1/2 fatias tomate pequeno

2 colheres de sopa sua escolha de molho de salada

Jantar

Almôndegas com molho Alfredo

1 xícara de feijão verde com cogumelos

Ovos cozidos

Dia 7

Café da manhã	2 ovos mexidos
	3 fatias de bacon 2 torrado bolinhos A
	manteiga colheres de sopa
	Chá com limão e açúcar substitute
Almoço	coxa de frango cozido e perna
	salada de legumes
	1 xícara, cozido e sem açúcar molho
	italiano
	Refrigerante diet
Jantar	6 onças de filé de peixe assado com
	manteiga, ervas e especiarias
	1 xícara de salada de repolho
	2 xícaras de salada verde
	2 colheres de sopa sua escolha de molho de
	salada

Com o mesmo alimento consumido por tantos dias, ele poderia se tornar uma monotonia. Para evitar ficar entediado com a comida que você come, variar a sua preparação para os ovos. Você poderia procurar substitutos para os legumes e carne. E, tenha em mente o seu equilíbrio carboidratos.

Capítulo 5 - Equívocos sobre o Dieta Atkins

A popularidade da dieta de Atkins, que subiram ainda mais após a publicação do segundo livro Atkins em 2002, gerado equívocos e descartada como uma "moda". Mas esses equívocos não negam os efeitos positivos da dieta de Atkins como estudos científicos mostram .

Abaixo estão as questões sobre baixo-carboidratos com explicações que comprovam esses equívocos como infundadas.

1. **-hidratos de carbono dieta baixa é difícil de seguir adiante.** A alegação de excluir um grupo alimentar inteiro a partir do menu é extrema e difícil de seguir. As restrições à ingestão de alimentos, muitas vezes levar a um sentimento de privação, que por sua vez, levam a um desejo de mais comida.

   Os defensores da dieta Atkins alegação de perder peso rapidamente. alimentos de baixo carboidrato provoca uma perda automática do apetite e reduz a ingestão calórica sem sentir fome. Na ausência de fome, dieters são capazes de seguir adiante até a última fase do programa.

2. **grupos alimentares essenciais excluídos da dieta pobre em carboidratos.** É interessante notar mais antigos ancestrais do homem que não comer grãos até cerca de 10.000 anos atrás. É o hábito de consumo moderna que condições a mente para anseiam por alimentos ricos em açúcar e gorduras. O fato é que você obter os nutrientes essenciais de comer alimentos animais e vegetais sem amido.

3. **Uma dieta pobre em carboidratos faz com cetose, que é prejudicial à saúde.** Cetose é muitas vezes confundido com cetoacidose. Cetose é bom para a saúde e é uma resposta natural do sistema do corpo quando o cérebro não tem glicose suficiente ele pode queimar para a energia. Cetoacidose é uma condição que acontece com as pessoas com diabetes tipo 1, onde a corrente sanguínea é preenchido com corpos de glicose e cetonas

em grandes quantidades. Cetoacidose, portanto, é um perigo para a saúde e pode ser fatal.

Estudos mostram que a cetose é uma terapia para doenças crónicas e, portanto, não é prejudicial como muitos gostariam de acreditar.

4. **Uma dieta pobre em carboidratos é rica em gordura saturada, que é prejudicial à saúde.** Uma dieta pobre em carboidratos fazer incentivar o consumo de carne e outros alimentos ricos em gordura saturada e colesterol. - A alegação de gordura saturada aumenta o nível de colesterol LDL (lipoproteína de baixa densidade) é errado.

Existem dois tipos de lipoproteína de colesterol, lipoproteina de alta densidade (HDL) e a lipoproteína de baixa densidade (LDL). O fato é, de baixo consumo de carboidratos leva a níveis sanguíneos reduzidos de gordura saturada, os combustíveis que os hidratos de carbono queimar para produzir energia. As gorduras saturadas aumentar o nível de HDL (que é o colesterol bom) e alterar o LDL baixa e densa (que é o colesterol perigoso) para um grande LDL, que se torna inofensivos.

5. **Não há nada para apoiar essa dieta de carboidratos de Baixa é seguro a longo prazo.** Há estudos aleatórios realizados sobre a eficácia e segurança da dieta de baixo carboidrato longo prazo que mostram que tem a duração de dois anos e mais com nenhum efeito adverso sobre a saúde.

Pelo contrário, estudos antropológicos mostram que as pessoas que vivem com as comodidades modernas podem aprender com tribos intocada pela vida moderna. Estudos das tribos que vivem no Alasca, Canadá, Groenlândia e África mostram que essas pessoas tribais prosperar em mamíferos marinhos, peixes, mamíferos terrestres e aves. Estes povos tribais não comem alimentos de origem vegetal, e sua fonte calórica é feita principalmente a partir de gorduras, que poderiam atingir um elevado de 75%. No entanto, eles são saudáveis, que vivem à idade avançada, sem doenças crônicas.

6. **O que se perde em uma dieta de baixo carboidrato é o peso da água.** É verdade que a perda de água de peso seja devida a uma dieta baixa em hidratos de carbono, mas a perda de água ocorre apenas durante as duas primeiras semanas de dieta. Durante a fase inicial da dieta de Atkins, o rim liberta de sódio e água, que contribuem para a perda de peso. Após a fase inicial, no entanto, continua a perda de peso, mas é a perda de gordura corporal.

7. **Uma dieta pobre em carboidratos provoca a perda de nutrientes.** Determinado alimento faz barrar outros nutrientes de absorção no sistema do corpo. Tais como grãos, que são ricos em ácido fítico, impede a absorção de ferro, zinco e cálcio, o que pode levar a deficiências de minerais. O trigo é conhecido por reduzir os níveis sanguíneos de vitamina D. Um nível insuficiente de sangue da vitamina D é um fator de risco para o coração e outras doenças crônicas. Uma dieta com baixo teor em hidratos de carbono não inclui o trigo, no seu plano, e, por conseguinte, não tem essas substâncias que impedem outros nutrientes de ser absorvido pelo organismo.

8. **Ir em uma dieta pobre em carboidratos provoca um grande desconforto.**
É verdade que dieters experimentar desconfortos durante uma dieta pobre em carboidratos, como dores de cabeça, náuseas, confusão, irritabilidade e letargia. Estes desconfortos são devido à alteração drástica no sistema

metabólico que ocorre durante a fase de indução e dura para as primeiras duas semanas do programa de dieta de Atkins.

Estes desconfortos desaparecer dentro de alguns dias e pode ser impedida por ficar água suficiente e de sal no sistema.

9. **Uma dieta pobre em carboidratos provoca palpitações cardíacas.**
Experimentando uma ligeira elevação da frequência cardíaca durante as duas primeiras semanas da fase de indução é normal devido a alterações metabólicas e não dura. Esta condição é devido à desidratação e uma quantidade insuficiente de sal em seu sistema. Ao beber líquido suficiente para compensar a perda de água e tendo sal impede palpitação cardíaca.

10. **desempenho físico reduzido é causada pela baixa ingestão de carboidratos.** Um iniciado na dieta de hidratos de carbono de baixa pode sentir-se uma redução do desempenho físico, devido a falta de líquido e sais no sistema. Este problema se resolve por beber muita água misturada com sal antes de uma atividade.

Com reivindicações conflitantes que cercam a perda de peso, que oscila recentemente entre baixos carboidratos e dietas de baixa gordura, é uma reação saudável para fazer uma pausa antes de decidir qual abordagem dieta para usar. Há outros fatores, como condições médicas, você pode ter que considerar antes de escolher um mais adequado para você. Mas, decidindo não agir devido a equívocos realizados, podem impedir a melhorar a sua saúde e um estilo de vida.

Capítulo 6 - A comida que você precisa para comer

A beleza da dieta de Atkins é na sua abordagem à perda de peso que é saudável e fácil de manter. E, enquanto no programa de dieta Atkins, você não tem que passar fome. Você pode comer a comida que você quiser, desde que seja pobre em carboidratos ou dentro do equilíbrio de carboidratos.

O guia abaixo irá ajudá-lo com o alimento que você precisa comer como você passar por cada fase da dieta Atkins. Como você passar por cada fase, você pode introduzir novos alimentos para o menu ou reintroduzir alimentos que antes eram intolerantes e causou problemas.

Fase 1 - Indução (20 - 25 gramas de hidratos de carbono)

- 12 a 15 gramas de vegetais folhosos não-amiláceos verdes e outros

- Para gorduras naturais, usar azeite, manteiga, azeitonas, abacate, e outros alimentos naturais para incrementar o apetite

- Para que sua fontes de proteína, você pode ter 110 - 170 gramas Porção de frango, peru, peixe, marisco, carne de cordeiro, carne de bovino, carne de porco, ovos, tofu e outros produtos de soja

- Os produtos lácteos que ricos em gordura, mas baixa em hidratos de carbono, como o creme de leite, creme de leite e queijos duros

Fase 2 - Perda de Peso Continuada (5 gramas aumento de carboidratos por semana)

Além dos vegetais fundação e produtos lácteos que você gosta na fase de indução, você pode adicionar:

- Nozes e sementes (evitar castanhas)

- Frutas vermelhas, melão, e cerejas (evitar melancia)

- queijo cottage e ricota para os queijos frescos e iogurte de leite integral

- Leguminosas como grão de bico e lentilhas e outros no mesmo grupo de alimentos

- Vegetais e suco de tomate, incluindo limão e suco de limão

Fase 3 - Pré-manutenção (aumento de 10 gramas de carboidratos por semana)

Continuar a adicionar novo alimento para o menu dentro de seu equilíbrio de carboidratos. Para compras de alimentos, verifique a contagem de carboidratos líquidos nos rótulos.

- vegetais ricos em amido são agora aceitável como cenoura, beterraba, abóbora assada ou purê, batata doce cozida, nabo cortado, e milho

- Grãos também são aceitáveis nesta fase, como farelo de matéria-trigo, gérmen de trigo, aveia, grits cozidos, cozidos macarrão de trigo integral e arroz integral cozido

- Para frutas (exceto sucos de frutas e frutos secos), você pode adicionar coco fresco ralado, cerejas, melancia em cubos, mamão, ameixas médias, goiaba, maçã, manga, pedaços de abacaxi fresco e outros frutos

Fase 4 - Manutenção Lifetime

Nesta fase, a sua dieta é agora um estilo de vida. O alimento que você come nesta fase é o mesmo que aqueles na Fase 3. Você pode reintroduzir o alimento que você eram intolerantes antes desta fase e explorar outros alimentos, mas ficar dentro do seu peso ideal.

Capítulo 7 - Receitas simples

Para começar, você com a dieta de Atkins, você vai encontrar receitas simples para sua refeição diária abaixo. Como você se familiarizar com as receitas, você pode explorar e criar receitas simples de seu próprio país, variando os ingredientes para fornecer tempero e variedade para as suas refeições.

Café da manhã

Muffin minute

V4 c amêndoa farinha
1 t adoçante (substituto do açúcar)
V4 t fermento em pó com fosfato de reta, o conteúdo de dupla ação
1/8 t sal
V2 t canela
1 ovo inteiro, 1 t de óleo
vegetal grande

1. Em uma caneca, combinar e agitar os ingredientes secos até bem incorporado.
2. Adicione o óleo eo ovo e mexa.
3. Cozinhe no microondas por um minuto.
4. brinde do muffin, opcional
5. Cubra com creme de queijo

Pancake Protein

Whey protein 2 oz (sua escolha de sabor)
VA farinha c Meal
3 T inteiro da grão, farinha de soja
1 t de fermento em pó
1/3 c queijo cottage, creme de coalhada
2 ovos, grande

1. Misture bem os três primeiros ingredientes.
2. Adicione os ovos e queijo cottage batido e mexa até misturar bem.
3. Aqueça uma frigideira antiaderente em fogo médio.
4. graxa levemente com óleo vegetal
5. Gota a massa na frigideira com o uso de copo V para cada panqueca.
6. Vire a panqueca e deixe cozinhar por mais 2 minutos.
7. Repita o processo para cada panqueca.

Shake proteico

3/4 c água
2 T de creme de leite
1 t baunilha
substituto do açúcar 2 t
V C da proteína de soro de leite em pó
goma de guar t V
4 - 6 cubos de gelo

Coloque todos os ingredientes no misturador, mas não os cubos de gelo. Giro de combinar bem. Adicionar os cubos de gelo, uma de cada vez para permitir a mistura engrossar.

Para adicionar variedade ao shake, você pode tentar variações. Substituir a água com refrigerante diet, bebidas leves ou iogurte. Você também pode tentar extratos e xaropes sem açúcar.

Almoço

Salmão com limão e alcaparras
4-6 oz sal V2 óleo de filetes de salmão V4 c oliveira t
V2 t pimenta preta moída 1 T folhas de alecrim fresco picado
8 fatias de limão (2 limões)
V4 suco c limão (1 limão)
V2 c vinho branco 4 t alcaparras 4 peças folha de alumínio

1. Escova de ambos os lados do filé de salmão com azeite de oliva
2. Tempere com sal, pimenta e alecrim
3. Coloque cada salmão temperado na folha, superior cada salmão com limão uma fatia de limão, 2 colheres de sopa de vinho, e 1 colher de chá de alcaparras
4. folha de dobrar e fechar
5. Coloque uma bandeja da grade em meio ao calor elevado
6. Coloque a folha na grelha quente, cozinhe por 10 minutos

vidrada Peito

4 libras magra carne peito
2 t de sal
2 t paprika
1 t pimenta preta
3 T conservas de damasco, livre de açúcar (ou sua escolha de preserva)
forno

1. Aquece-se a 475 F.
2. peito Rub com sal, pimenta e páprica
3. Coloque o peito no forno, lado da gordura para baixo
4. cebolas e cenouras de dispersão em torno do peito e cozinhe por 15 minutos
5. Vire peito longo e adicionar V2 c água.
6. Cubra e reduzir a temperatura do forno a 375 F.
7. Cozinhe por 3 a 4 horas até ficar macio.
8. broiler calor. Transferir peito do forno de panela de frango
9. jam Espalhe sobre peito e grelhe por 5 minutos, a remoção de cebolas e cenouras.
10. peito Cubra com papel alumínio e deixe esfriar.
11. Retire a gordura da superfície e servir.

Ancho Macho pimentão
1 cebola, tamanho médio 80 oz desossada bife
3 T V2 pimenta em pó t pimenta preta

2 t venda

14 a / 2 oz tomates vermelhos e pimentões verdes, enlatados

2 t de alho

6 fl oz vinho tinto

3 T azeite

forno

1. Pré-aqueça a 325 F
2. sal Rub e pimenta na carne
3. Aqueça 1-1 / 2 t de óleo em uma panela em fogo alto
4. Adicione 1/3 de carne e cozinhe até marrom
5. Transferência de peito para uma tigela e repita com o restante da carne
6. Adicione o óleo restante de 1-1 / 2 t para a panela e cozinhe a cebola
7. Misture o pó de pimentão. Alho picado, tomates e vinho e deixe ferver
8. Cubra e asse 2-1 / 2 horas até ficar macio.

Jantar

Cogumelo com espargos e de ervilhas

3 T manteiga sem sal

3 cebolinha, médio

1 t alho

tampão do cogumelo 1-3 oz

V4 c vinagre

1 c água

1 lb espargos V2 c ervilhas verdes

2 T creme de leite 8 folhas de manjericão pitada de sal V4 V4 t pimenta preta

1. Derreta 2 colheres de sopa de manteiga em uma frigideira grande em médio a alto calor. Reduza o fogo para médio e adicione a cebolinha. Cozinhe por 3 minutos, até que as murcha parte verde.

2. Adicione o alho picado
3. Adicione a colher de sopa restante de manteiga e cogumelos. Cozinhe por 5 minutos ou até que os cogumelos estejam macios
4. Adicione o vinagre, cozinhe por mais 2 minutos
5. Despeje a água, adicione os espargos e leve para ferver. Reduza o fogo e deixe ferver por 5 minutos.
6. Adicione as ervilhas, cozinhe por 2 minutos.
7. Adicione o creme de leite e continuar a ferver até o molho é espesso
8. Transfira para uma tigela, adicione as folhas de manjericão e tempere a gosto com sal e pimenta.
9. Polvilhe com queijo parmesão, opcional

Costeletas de porco com molho de mostarda

óleo 3 T Olive
4 costeletas de porco sem osso, sal grosso de 1 polegada e pimenta preta
2 chalotas picadinhas
3/4 c vinho branco
2T creme de leite
1 T mostarda Dijon
1 T estragão fresco picado
1 limão cortado em cunha forno

1. Pré-aqueça a 400F
2. Em uma frigideira, aqueça 1 colher de sopa cm fogo alto
3. V2 colher de chá de sal e pimenta para temperar a carne de porco.
4. costeletas de porco Brown de cada lado
5. costeletas de porco transferência para uma assadeira, asse por 5 - 7 minutos ou até ficar cozido
6. Cozinhe as chalotas com 1 colher de sopa de óleo, mexendo até ficar macia
7. Junte o vinho e deixe ferver até reduzir pela metade
8. Adicione o creme de leite, deixe ferver até que engrosse

molho. Adicionar a mostarda.
9. Despeje o molho sobre as costeletas de porco e adicione o estragão.
10. Sirva com as fatias de limão.

catfish cozidas com brócolos

6 onças de viveiro catfish
1 c brócolis picado
1 porção, mistura de erva-manteiga forno

1. Pré-aqueça a 350F
2. Disponha o peixe-gato em 12 "folha quadrada, polvilhe peixe com sal e pimenta moída
3. Organizar brócolis em torno de peixe
4. lados dobra da folha e vedação por cravação
5. Asse por 10 a 15 minutos até que o peixe é cozido e brócolis é concurso
6. Transferência de peixe para um prato, folha aberta e despeje mistura de manteiga herb- sobre peixes

Para mistura de erva-manteiga

sal V2 t
1 t de óleo de pimenta preta V2 c oliveira
1 t alho
3 t folhas de orégano
2 T Basil
1 c manteiga sem sal V2 óleo vegetal c

1. Coloque sal, pimenta, alho, azeite, orégano e manjericão em um processador de alimentos. Pulse até manchas de pimenta não são visíveis.
2. Adicione o óleo e manteiga e misture até ficar homogêneo
3. Raspe para um recipiente
4. dura na geladeira até um mês

Sopas

Sopa da pimenta vermelha

2 T azeite de oliva 2 dentes de alho 12 onças torrado pimentões
1 14,5 onças de caldo de galinha 7 fl oz água
1 cebola, pequenas 2/3 c de creme de leite
V4 c queijo parmesão ralado
2 talos de aipo, médio

1. Em uma panela, aqueça o óleo em uma panela em fogo médio
2. Adicione o aipo, alho picado, cebola branca. Cozinhe e mexa até que os vegetais estejam macios.
3. Sopa do puré no liquidificador. Faça isso em lotes.
4. sopa Voltar à panela, adicione o creme e mexa
5. Adicione sal e pimenta a seu gosto. Polvilhe queijo parmesão em cima de servir.

Queijo azul e bacon sopa

5 bacon, fatia média
3 T manteiga sem sal
3 alho-poró
2 c pedaços de cogumelos e caule
1- 1/2 c couve-flor
1 14,5 latas de onças de caldo de galinha
V2 c água
queijo azul 2- 1/2 pza (ou sua escolha de queijo)

1. Em uma frigideira, cozinhe o bacon até ficar crocante, colocando 3 a 4 tiras de cada vez
2. Derreta a manteiga em uma panela em fogo médio. O lance em alho-poró, couve-flor, e cogumelos. Cozinhe por 5 minutos, mexendo
3. Adicione a água e caldo de galinha e deixe ferver.
4. Reduza o fogo e deixe ferver por 10 minutos
5. Sopa do puré no liquidificador. Faça isso em lotes e retornar

♦ sopa para a panela.

6. No último lote de sopa, adicione o queijo azul e puré até ficar homogêneo.

7. Top com bacon esfarelado.

Creme da sopa de galinha

6 tiras de bacon
2 manteiga T
3 dentes de alho
3,5 oz cogumelos fatiados
1/3 c vinho branco ou V2 água leite de coco c
3 c caldo de galinha
4 costelas aipo picado
5 cozido e picado sem pele sal coxas de frango a gosto
Pimenta
2 T de salsa fresca picada

1. Em uma panela grande, aqueça o óleo e cozinhe bacon até ficar crocante. Retire o bacon e reserve.

2. Adicione a manteiga e quando derretido, adicione o alho até dourar. Adicione os cogumelos e cozinhe até ficar macio.

3. Despeje o vinho ou água e cozinhe até reduzir à metade.

4. Despeje o leite de coco e caldo de galinha, mexa. Adicione o frango e aipo, deixe ferver.

5. Adicione uma pitada de sal e pimenta. Use bacon e salsa para decorar.

Conclusão

Obrigado mais uma vez para fazer o download deste livro!

A dieta de Atkins está sobre os princípios fundamentais da perda de peso, o sustento de peso, melhoria da saúde e bem-estar e prevenção dos fatores de risco à saúde. O plano de dieta corresponde a exigência nutricional específica do dieter, removendo qualquer barreira que o dieter pode ter que continuar com o programa e alcançar o sucesso.

A dieta de Atkins não é só para perder peso, mas é sobre o desenvolvimento de um estilo de vida vida útil de uma alimentação saudável. O programa de dieta Atkins ajuda a mover-se gradualmente a partir de um alto consumo de carboidratos a uma baixa ingestão de carboidratos. E, esta progressão gradual ajuda você a explorar o seu equilíbrio de carboidratos, que lhe dá o controle de sua manutenção do peso.
Aderindo ao programa de dieta Atkins libera você de se preocupar com seu peso e se sentir bem com a vida uma vez que a alimentação saudável torna-se uma segunda natureza para você.

Espero que este livro foi capaz de ajudá-lo a compreender o conceito da dieta de Atkins e como ele vai trabalhar de forma eficaz para você.

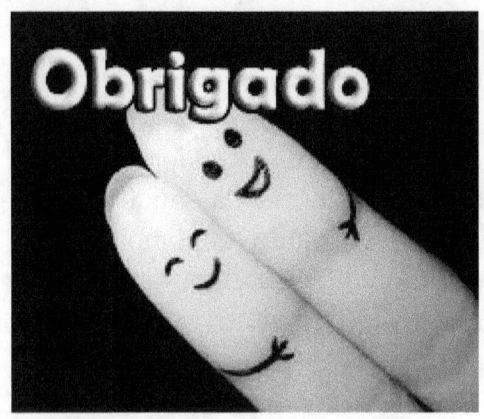

Finalmente, se você gostou deste livro, então eu gostaria de pedir-lhe um favor, você seria gentil o suficiente para deixar uma crítica para este livro na Amazon? Seria muito apreciada!

Clique aqui para deixar um comentário para este livro na Amazon!

Obrigado e boa sorte!

CLIQUE AQUI PARA DEIXAR UMA REVISÃO

http://amzn.to/iYmioji

Ver mais livros de
ARNOLD YATES

http://amazon.com/author/arnoldvates

1- Bodybuilding: Como construir facilmente Músculos e preservar a massa permanentemente: IOX seus resultados e construir o corpo que você deseja.

http://amzn.to/27fsCru

1- Calisthenics: Guia Completo para o peso corporal exercício, construa seu sonho Corpo em 30 Minutos

http://amzn.to/1X6X7Nw

Clique aqui para me dar a sua imagem

e obter o desconto de 10%

https://knowledgeforgreatness.leadpages.co/gb/

Só para dizer "obrigado" para a compra de

este livro.

Eu quero dar-lhe "6 Princípios

para abs 6 pack "no valor de ~~$19.99.~~

Seu de graça

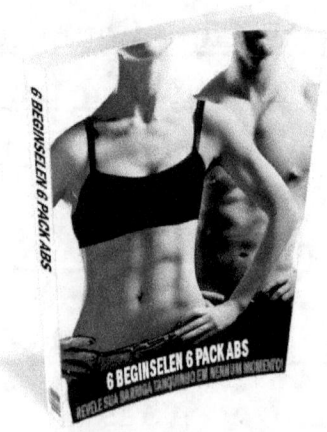

CLIQUE AQUI

https://knowledgeforgreatness.leadpages.co/6-pack/